Este libro es un compendio detallado que abarca desde los primeros momentos delembarazo hastalos primeros días con un bebé recién nacido. Ha sido concebido con un propósito claro: servir como guía integral para quienes se embarcan en el increíble viajedela maternidad y lapaternidad.

En esta obra, se ha reunido información exhaustiva sobre el embarazo, partiendo desde la planificación familiar y la decisión de concebir, hasta llegar al proceso de parto y los cuidados posnatales. Se ha trabajado con el objetivo de proporcionar una visión completa de esta etapa transformadora, abordando aspectos físicos,emocionales y prácticos.

La maternidad y la paternidad son experiencias únicas, repletas de desafíos, emociones intensas y momentos de gran alegría. Este libro aspira a acompañar a las futuras madres y padres, ofreciendo información precisa, consejos prácticos y reflexiones fundamentales para entender, afrontar y disfrutar cada fase del embarazo y lallegadadel nuevo miembro a la familia.

Se ha estructurado esta obra con la intención de ser una herramienta de apoyo y consulta confiable, capaz de proporcionar respuestas a las numerosas preguntas que surgen durante el embarazo, al mismo tiempo que ofrece orientación y consuelo para aquellos momentos de incertidumbre y ajuste.

Es mi más sincero deseo que este libro se convierta en un compañero de confianza en este viaje inolvidable hacia la maravillosa aventura de ser padres, proporcionando conocimientos esenciales y cálida compañía en cada paso del camino.

Con afecto y dedicación,

Mendez

Introducción:

Bienvenidos a esta obra dedicada a explorar y comprender la fascinante travesía del embarazo y la llegada de un nuevo miembro a la familia. El embarazo es un período de cambios profundos y emocionantes, lleno de momentos memorables y desafíos únicos que transforman la vida de quieneslo experimentan.

En las páginas que siguen, nos sumergiremos en un viaje desde la concepción hasta los primeros días con el recién nacido, abordando cada etapa con el objetivo de ofrecer información detallada, orientación práctica y un apoyo sincero para quienes están por embarcarse o ya se encuentran inmersos en esta maravillosa travesía.

Presentación del tema del libro:

Este libro es un compendio completo que abarca desde la preparación para la concepción hasta la transición hacia la vida con un recién nacido. Cada capítulo se ha diseñado cuidadosamente para ofrecer una visión holística del embarazo, incluyendo los aspectos físicos, emocionales y prácticos que rodean esta etapa tan significativa en la vida de una familia.

Descripción del propósito y los objetivos:

El propósito de esta obra es ser una guía comprensiva y amigable, que acompañe a los futuros padres durante este viaje repleto de emociones y descubrimientos. Nuestro objetivo es proporcionar información clara y confiable, así como ofrecer consejos prácticos, reflexiones significativas y recursos útiles que ayuden a los lectores a navegar con confianza por el proceso del embarazo y lacrianza inicial del bebé.

Nos esforzamos por consolidar en estas páginas la sabiduría acumulada, información actualizada y consejos prácticos, con la intenciónde brindar apoyo a las nuevas familias mientras se embarcan en esta travesía de amor, transformación y crecimiento.

Esperamos que este libro se convierta en una valiosa fuente de orientación y compañía para aquellos que se sumergen en este viaje lleno de expectativas y emociones, y que sea una herramienta útil que proporcione confianza y calma en medio de la maravillosa aventura de lapaternidad y la maternidad.

Vida en Formación

Una Guía Completa del Embarazo, Desde la Concepción Hasta la Bienvenida al Mundo

Méndez

Introducción

Bienvenidos a "Vida en Formación: Una Guía Completa del Embarazo". Este libro nace con el propósito de acompañarte en el extraordinario viaje desde la concepciónhasta el nacimiento de tu hijo.

El embarazo es uno de los capítulos más asombrosos y transformadores en la vida de una persona. Es un período lleno de emociones, cambios físicos y momentos inolvidables que marcarán el comienzo de una nueva etapa.

En estas páginas, encontrarás una visión holística del embarazo. Desde la planificación preconcepcional hasta los primeros días con tu bebé, exploraremos juntos cada fase con información práctica, consejos útiles y apoyo emocional. Esta guía está diseñada para ser tu compañera confiable, brindándote conocimientos, tranquilidad y una visión clara en este viaje maravilloso y a veces desafiante hacia la paternidad.

Prepárate para sumergirte en el mundo fascinante del embarazo, descubrirla magia del desarrollo fetal y, sobre todo, sentirte empoderado(a) a medida que te

en este emocionante viaje
a d e n t r a s
hacia la vida en formación.

¡Comencemos este viaje juntos!

El embarazo, más que un proceso biológico, es un viaje único y trascendental en la vida de una persona. Desde el momento de la concepción hasta el nacimiento, el cuerpo humano experimenta una serie de cambios notables y el desarrollo del feto es un verdadero milagro de la naturaleza.

A lo largo de aproximadamente 40 semanas, el cuerpo de la mujer se transforma para albergar, proteger y nutrir al futuro bebé. Cada etapa, desde el emocionante descubrimiento de la gestación hasta los últimos días de espera, está marcada por experiencias emocionales, físicas y psicológicas únicas.

El embarazo se divide en tres trimestres, cada uno con sus prop ias características distintivas. Durante este tiempo, el feto se desarrolla desde una pequeña célula hasta un ser humano completamente formado, listo para enfrentarel mundo exterior.

Este viaje abarca una gama de emociones, desde la alegría y la anticipación hasta los desafíos y las incertidumbres. Es un periodo donde se forjan lazos profundos entre padres e hijos, y se experimentan cambios profundos que preparan el terreno para la llegada de un nuevo miembro a la familia.

La planificación familiar y la decisión de

concebir marcan el comienzo de un viaje

increíble hacia la paternidad. Esta etapa

inicial no solo implica el deseo de tener un
hijo, sino también la preparación
consciente y responsable para recibirlo en
un entorno propicio y emocionalmente
estable.

Parte 1: Preparación para el embarazo

Explorando la Planificación Familiar

La planificación familiar es un proceso personal y único para cada pareja o individuo. Comienza con reflexiones profundas sobre el momento adecuado para expandir la familia. Algunos factores cruciales que se consideran incluyen la estabilidad emocional, económica y la situación personal decada uno.

Conversaciones Importantes:

Las discusiones abiertas entre la pareja o la persona que planea tener un hijo son fundamentales. Dialogar sobre las expectativas, miedos, deseos y responsabilidades que conlleva la paternidad es esencial para alinear las metas y establecer un vínculo fuerte en este viaje conjunto.

Consideraciones de Salud:

La salud física y emocional juega un papel fundamental en la planificación para concebir. Es importante realizar consultas médicas para evaluar el estado de salud general, recibir orientación sobre la preparación preconcepcional, incluyendo la necesidad de suplementos,ajustes en la dieta y hábitos saludables.

Factores Externos:

Se deben considerar factores externos, como el apoyo familiar y social, el entorno laboral y la disposición para adaptarse a los cambios que implicará la llegada de un nuevo miembro a la familia.

Preparación Emocional:

La decisión de concebir no solo involucra aspectos prácticos, sino también una preparación emocional profunda. Esto incluye aceptar la responsabilidad de cuidar y criar a un niño, estar dispuesto(a) a enfrentar desafíos y adaptarse a los cambios que se avecinan.

Apoyo y Recursos:

Buscar recursos educativos, libros, grupos de apoyo o consejería pueden ser herramientas valiosas para prepararse mental y emocionalmente para la experiencia de la concepción y el embarazo.

La salud preconcepcional juega un papel
fundamental en el desarrollo saludable del
embarazo y el bienestar tanto dela madre
como del futurobebé. Es un período crucial
que comienza mucho antes de la
concepción, ya que la salud de la madre
antes de quedar embarazada puede influir
significativamente en el embarazo mismo
y en la salud del bebé.

Aspectos clave de la
salud preconcepcional:

Nutrición y dieta:

Una alimentación balanceada y rica en nutrientes es vital. Consumir ácido fólico, hierro, calcio, yodo y otras vitaminas y minerales esenciales ayuda a prevenir defectos congénitos y promueve el desarrollo saludable del feto. Se recomienda comenzar a tomar suplementos prenatales, incluyendo ácido fólico, al menos un mes antes de la concepción.

Control del peso y actividad física:

Mantener un peso saludable y realizar ejercicio regularmente antes de concebir puede reducir el riesgo de complicaciones durante el embarazo. Además, mantenerse físicamente activo ayuda a fortalecer el cuerpo y a estar en óptimas condiciones para el embarazo.

Evitar sustancias nocivas:

Abstenerse del consumo de alcohol, tabaco y drogas recreativas antes de concebir es esencial. Estos pueden afectar negativamente la salud del feto y aumentar el riesgo de complicaciones durante elembarazo.

Control médico y vacunación:

Realizar chequeos médicos periódicos para detectar y tratar condiciones médicas subyacentes es crucial. También es importante estar al día con las vacunas recomendadas, ya que algunas enfermedades pueden representar un riesgo durante elembarazo.

Manejo del estrés y salud mental:

Mantener un estado emocional saludable es vital. El estrés crónico puede afectar el embarazo, por lo que aprender técnicas de manejo del estrés y buscar apoyo psicológico si es necesario son aspectos importantes de la salud preconcepcional.

Control de enfermedades crónicas:

Las condiciones médicas crónicas, como la diabetes o la hipertensión, deben estar bajo control antes deconcebir. Un adecuado manejo médico y seguimiento de estas enfermedades reduce el riesgo de complicaciones durante el embarazo.

Control médico y vacunación:

Realizar chequeos médicos periódicos para detectar y tratar condiciones médicas subyacentes es crucial. También es importante estar al día con las vacunas recomendadas, ya que algunas enfermedades pueden representar un riesgo durante elembarazo.

Manejo del estrés y salud mental:

Mantener un estado emocional saludable es vital. El estrés crónico puede afectar el embarazo, por lo que aprender técnicas de manejo del estrés y buscar apoyo psicológico si es necesario son aspectos importantes de la salud preconcepcional.

Control de enfermedades crónicas:

Las condiciones médicas crónicas, como la diabetes o la hipertensión, deben estar bajo control antes deconcebir. Un adecuado manejo médico y seguimiento de estas enfermedades reduce el riesgo de complicaciones durante elembarazo.

Alimentación y nutrición:

Adoptar una dieta equilibrada y nutritiva es esencial. Incrementar el consumo de frutas, verduras, proteínas magras, granos integrales y reducir la ingesta de alimentos procesados, azúcares y grasas saturadas ayuda a preparar el cuerpo para elembarazo.

Control del peso:

Mantener un peso saludable es clave. Tanto el sobrepeso como la obesidad pueden aumentar el riesgo de complicaciones durante el embarazo. Un peso saludable ayuda a minimizar estos riesgos y facilita la concepción.

Ejercicio físico regular:

Establecer una rutina de ejercicio moderado y constante antes de concebir es beneficioso. El ejercicio ayuda a fortalecer el cuerpo, mantener un peso saludable y puede mejorar la fertilidad.

Abstinencia desustancias nocivas:

Eliminar el consumo de alcohol, tabaco y drogas recreativas antes de la concepció n es crucial. Estas sustancias pueden afectar la fertilidad y aumentar el riesgo dc complicaciones durante el embarazo.

Reducción del estrés:

Implementar estrategias para manejar el estrés, como la meditación, el yoga o el tiempo de relajación, es importante. El estrés crónico puede afectar la fertilidad y el embarazo, por lo que reducirlo antes de concebir es beneficioso.

Suplementos y vitaminas prenatales:

Comenzar a tomar suplementos prenatales, como ácido fólico, al menos un mes antes de intentar concebir es recomendable. Estos nutrientes son fundamentales para el desarrollo saludable del feto y pueden prevenir defectos congénitos.

Consultas médicas y revisiones:

Realizar chequeos médicos regulares y hablar con un profesional de la salud para evaluarel estado general de salud y recibir orientación específica sobre la preparación preconcepcional es importante. Esto incluye pruebas para detectar y tratar posibles problemas médicos.

Realizar cambios en el estilo de vida antes de la concepción es clave para optimizar la salud y preparar el cuerpo para la gestación. Estos ajustes no solo benefician el proceso de concepción,sino que también contribuyen a un embarazo más saludable y a un desarrollo adecuado del bebé.

Las consultas médicas y pruebas prenatales son pilares fundamentales en la preparación para elembarazo, ya que permiten evaluarla salud general de la mujer y detectar posibles problemas que podrían afectar la concepción y el desarrollo del feto. Estas consultas son esenciales tanto para la futuramadre como para el futuro bebé .

Consultas médicas preconcepcionales:

Antes de concebir, es recomendable programar una cita con un profesional de la salud. Durante esta consulta, se revisará el historial médico completo, se evaluarán condiciones preexistentes y se discutirá la salud general para garantizar que esté en las mejores condiciones para elembarazo.

Pruebas prenatales y análisis:

Se pueden realizar diversas prue bas para detectar y tratar condiciones médicas antes dela concepción. Estas pruebas pueden incluiranálisis de sangre para evaluarla presencia de enfermedades infecciosas, pruebas genéticas para detectar posibles problemas hereditarios y evaluación de losniveles hormonales.

Evaluaciónde la vacunación:

Durante las consultas médicas preconcepcionales, se revisarán las vacunas necesarias. Es importante estar al día con las vacunas recomendadas antes del embarazo para prevenir enfermedades que podrían representar un riesgo durante la gestación.

Ajustes en la medicación:

Si la futura madre está tomando medicamentos, evaluará si son seguros durante elembarazo. En algunos casos, es posible que se requiera cambiar o ajustar la medicación para garantizar la seguridad del feto.

Orientación sobre la fertilidad:

Si la concepción tarda más de lo esperado, el médico puede ofrecer orientación sobre la fertilidad, recomendar pruebas adicionales para identificar posibles problemas y sugerir opciones de tratamiento.

Preparación emocional y consejería:

Además de las pruebas médicas, estas consultas también pueden incluir discusiones sobre la preparación emocional para elembarazo, la maternidad y paternidad. La consejería puede ser beneficiosa para abordar cualquier preocupación o ansiedad relacionada con el embarazo.

Continuidad en el cuidado prenatal:

Una vez embarazada, estas consultas médicas preconcepcionales marcan el inicio del cuidado prenatal. Continuar con el seguimiento regular durante el embarazo es esencial para monitorear el desarrollo del feto y la salud de la madre.

Las consultas médicas y pruebas

prenatales antes dela concepción son

esenciales para asegurar un embarazo

saludable,identificar posibles riesgos y

preparar el terreno para un cuidado

prenatal adecuado. Estas evaluaciones

médicas son un paso crucial en la

preparación para la futura maternidad y

paternidad.

Ajustes en la medicación:

Si la futura madre está tomando medicamentos, evaluará si son seguros durante elembarazo. En algunos casos, es posible que se requiera cambiar o ajustar la medicación para garantizar la seguridad del feto.

Orientación sobre la fertilidad:

Si la concepción tarda más de lo esperado, el médico puede ofrecer orientación sobre la fertilidad, recomendar pruebas adicionales para identificar posibles problemas y sugerir opciones de tratamiento.

Preparación emocional y consejería:

Además de las pruebas médicas, estas consultas también pueden incluir discusiones sobre la preparación emocional para elembarazo, la maternidad y paternidad. La consejería puede ser beneficiosa para abordar cualquier preocupación o ansiedad relacionada con el embarazo.

Parte 2:
Primer trimestre

La confirmación del embarazo y los

primeros síntomas marcan el comienzo de

un viaje emocionante y transformador. El

primer trimestre, que abarca

aproximadamentelas primeras 12
semanas degestación, está repleto de

cambios emocionales y físicos significativos para la madre.

Confirmación del embarazo:

La confirmación del embarazo suele realizarse mediante una prueba de embarazo en casa, que detecta la presencia de lahormona hCG en la orina. Una vez que la prueba resulta positiva, se suele confirmar la gestación mediante una consulta médica y pruebas adicionales, como un análisis de sangre.

Primeros síntomas:

• Retraso menstrual: Uno de los primeros indicadores del embarazo es el retraso en el período menstrual.

• Síntomas de embarazo tempranos: Entre los síntomas comunes se encuentran la sensibilidad en los senos, fatiga extrema, náuseas matutinas, vómitos, cambios en elapetito y sensibilidad a olores fuertes.

• Cambios hormonales: Las hormonas, especialmente el aumento de estrógeno y progesterona, desencadenan estos síntomas. También pueden causar cambios de humor, mareos y aumento de la frecuencia urinaria.

Desarrollo fetal en las primeras semanas:

Durante este trimestre inicial, el embrión se desarrolla rápidamente. Alrededor de la sexta semana, el corazón del feto comienza a latir y se forman las primeras estructuras básicas, como el cerebro, la médula espinal, el sistema nervioso y los órganos principales.

Cambios emocionales y ajustes:

La confirmación del embarazo y la aparición de los síntomas pueden desencadenar una variedad de emociones en la futura madre, desde alegría y emoción hasta ansiedad y preocupación. Es un período de ajuste emocional y mental a la nueva realidad del embarazo.

Cuidados iniciales:

Es crucial comenzar a adoptar hábitos saludables, como tomar ácido fólico, seguir una dieta equilibrada, evitar el alcohol y el tabaco, y hablar con un profesional de la salud sobre medicamentos seguros durante el embarazo.

Primeras consultas médicas y cuidado prenatal:

Durante este trimestre inicial, el embrión se desarrolla rápidamente. Alrededor de la sexta semana, el corazón del feto comienza a latir y se forman las primeras estructuras básicas, como el cerebro, la médula espinal, el sistema nervioso y los órganos principales.

Cambios emocionales y ajustes:

La confirmación del embarazo y la aparición de los síntomas pueden desencadenar una variedad de emociones en la futura madre, desde alegría y emoción hasta ansiedad y preocupación. Es un período de ajuste emocional y mental a la nueva realidad del embarazo.

Cuidados iniciales:

Es crucial comenzar a adoptar hábitos saludables, como tomar ácido fólico, seguir una dieta equilibrada, evitar el alcohol y el tabaco, y hablar con un profesional de la salud sobre medicamentos seguros durante el embarazo.

Primeras consultas médicas y cuidado prenatal:

Durante el primer trimestre, se recomienda programar la primera consulta prenatal. El médico realizará exámenes físicos, análisis de sangre y ofrecerá consejos sobre el cuidado durante el embarazo.

El primer trimestre es un período emocionante y desafiante en el que la madre comienza a experimentar los cambios físicos y emocionales asociados con la gestación. La confirmación del embarazo y la aparición de los primeros síntomas marcan el inicio de este increíble viaje hacia la maternidad.

Durante el primer trimestre del embarazo, se producen una serie de cambios físicos y emocionales significativos en la mujer, marcando el inicio de esta etapa única y emocionante de la vida.

Cambios Físicos:

1. Aumento de tamaño y sensibilidad en los senos: Los senos pueden volverse más grandes y sensibles debido a los cambios hormonales. También es común experimentar hormigueo o sensación de plenitud en ellos.

2. Fatiga y cansancio: Muchas mujeres experimentan una sensación abrumadora de fatiga, especialmente durante el primer trimestre. Esto se debe a la alta producción de hormonas y al esfuerzo extra que el cuerpo realiza para desarrollarla placenta.

3. Náuseas matutinas y aversión a ciertos alimentos: Las náuseas y los vómitos, comúnmente conocidos como náuseas matutinas,pueden ocurrir en cualquier momento del día. Asimismo, pueden surgir aversiones a ciertos olores y alimentos.

4. Cambios en el abdomen y la cintura: Aunque en el primer trimestre el abdomen no experimenta un cambio visible para los demás, algunas mujeres pueden notar ciertos cambios, como hinchazón o un ligero aumento del tamaño de la cintura debido a la distensión abdominal.

Cambios Emocionales:

1.   Alegría   y   emoción: Muchas mujeres   se   sienten emocionadas   y felices   al   descubrir   que   están embarazadas. El pensamiento de traer una nueva vida al mundo   suele   generar   una sensación   de   alegría   y anticipación.

2. Ansiedad y preocupación: A pesar de la   alegría,   es   común   experimentar ansiedad   y   preocupación   sobre   el desarrollo del bebé, el parto, los cambios en la vida y las responsabilidades que se avecinan.

3. Cambio en el estado de ánimo: Las fluctuaciones hormonales pueden llevar a cambios   repentinos   en   el   estado   de ánimo,   desde   momentos   de   euforia hasta sentimientos de tristeza o irritabilidad.

4. Ajuste a los cambios: Adaptarse a los cambiosfísicos   y   emocionales   puede ser   desafiante.   Las   mujeres pueden

sentirse abrumadas por los cambios en su cuerpo y en su vida en general, lo que requiere tiempo para ajustarse.

Es fundamental comprender que estos cambios son normales durante el primer trimestre y varían de una mujer a otra. Mantener una comunicación abierta con la pareja, familia o amigos, y buscar apoyo emocional y físico, puede ser de gran ayuda para enfrentar estos cambios durante este período tan significativo.

Durante las primeras semanas del

embarazo, el desarrollo fetal es un
proceso asombroso y fundamental para la
formaciónde un ser humano. A pesar de
que elembrión es extremadamente

pequeño al principio, pasa por cambios y
etapas cruciales durante el primer
trimestre.

Primera y Segunda Semana:

Durante la primera semana, la concepción tiene lugar con la unión del óvulo y el espermatozoide. En la segunda semana, el óvulo fertilizado viaja hacia el útero, donde se implanta en el revestimiento uterino.

Tercera y Cuarta Semana:

En la tercera semana, el embrión en desarrollo se compone de unas pocas células y comienza a dividirse rápidamente. En la cuarta semana, se forma el saco gestacional y elembrión en crecimiento toma la formade un disco plano.

Quinta y Sexta Semana:

Durante la quinta semana, se desarrolla el tubo neural, que se convertirá en el cerebro y la médula espinal del bebé. Comienza la formación del corazón, los ojos, los oídos y las extremidades. Para la sexta semana, el corazón del embrión ya late y se forman las primeras estructuras de los órganos.

Séptima y Octava Semana:

En la séptima semana, se desarrollan los rasgos faciales básicos y los brazos y piernas se alargan. Los órganos internos, como los pulmones, los riñones y el hígado, comienzan a formarse. Para la octava semana, el embrión se convierte oficialmente en feto y ya tiene casi todos sus órganos y partes del cuerpo básicas.

Novena a Duodécima Semana:

Durante estas semanas finales del primer trimestre, el feto continúa creciendo rápidamente. Se forman las uñas, el cabello, los órganos sexuales comienzan a distinguirse y se desarrollan los sistemas nervioso, digestivo y respiratorio.

El desarrollo fetal durante las primeras semanas del embarazo es un proceso increíblemente rápido y complejo. A pesar de su pequeño tamaño, el embrión experimenta una transformación asombrosa que sienta las bases para el crecimiento y desarrollo continuo durante el embarazo.

Durante el primer trimestre del embarazo,

una alimentación saludable es crucial para

proporcionarlos nutrientes necesarios para

el desarrollo fetal y el bienestar materno. Aquí se presentan consejos sobre una alimentaciónequilibrada y suplementos recomendados:

Nutrientes esenciales:

- Ácido fólico: Es crucial para prevenir defectos del tubo neural en el feto. Las verduras de hojas verdes, frijoles, nueces y cereales fortificados son fuentes naturales de ácidofólico.

- Hierro: Contribuye a la formación de glóbulos rojos en la sangre. Las carnes magras, legumbres, espinacas y cereales fortificados son buenas fuentes de hierro.

- Calcio: Importante para el desarrollo de huesos y dientes del bebé. Productos lácteos, brócoli, sardinas y tofu son fuentes de calcio.

- Vitamina D: Ayuda a la absorción del calcio. Los huevos, pescados grasos y la exposición controlada al sol son fuentes de vitamina D

Alimentación balanceada:

Consumir una variedad de alimentos de todos los grupos alimenticios, incluyendo frutas, verduras, proteínas magras, granos enteros y lácteos, proporciona los nutrientes esenciales para la madre y el bebé.

Pequeñas comidas frecuentes:

Consumir comidas pequeñas y frecuentes puede ayudar a aliviar las náuseas matutinas y mantener niveles de energía estables.

Hidratación:

Beber suficientes líquidos, preferiblemente agua, es crucial durante el embarazo para mantenerse hidratada y apoyar el desarrollo fetal.

Evitar alimentos riesgosos:

Es importante evitar ciertos alimentos como pescados con alto contenido de mercurio, carnes crudas o poco cocidas, productos lácteos sin pasteurizar y alimentos procesados con aditivos nocivos.

Suplementos recomendados:

- Ácido fólico: Los suplementos de ácido fólico (generalmente alrededor de 400 microgramos al día) son recomendados, idealmente comenzando antes de la concepción y durante los primeros tres meses de embarazo.

- Suplementos prenatales: Estos suplementos suelen contener una combinación de vitaminas y minerales esenciales para el embarazo. Se recomienda consultar con un profesional dela salud para elegirlos adecuados.

Consulta médica:

Es crucial hablar con un profesional de la salud antes de comenzar cualquier suplemento para garantizar que sea seguro y adecuado para las necesidades individuales.

Una alimentación equilibrada y la ingesta de suplementos recomendados juegan un papel fundamental en el apoyo al desarrollo fetal saludable y en mantener la salud materna durante el primer trimestre del embarazo. Es importante buscar orientación médica individualizada para adaptar la dieta y los suplementos según las necesidades específicas de cada mujer embarazada.

Durante el primer trimestre del embarazo, las náuseas matutinas y la fatiga son síntomas comunes que muchas mujeres experimentan debido a los cambios hormonales y fisiológicos. Aquí se

presentan estrategias para sobrellevar
estas molestias

Náuseas matutinas:

• Pequeñas comidas frecuentes: Consumir pequeñas cantidades de alimentos varias veces al día, en lugar de tres comidas grandes, puede ayudar a mantener el estómago lleno y evitarla sensación de náuseas.

• Alimentos suaves: Optar por alimentos blandos y suaves, como galletas saladas, galletas de arroz, pan tostado o alimentos ricos en carbohidratos, puede aliviar las náuseas.

• Evitar olores fuertes: Evitar olores desencadenantes que puedan agravar las náuseas, como la comida picante o los olores fuertes de la cocina.

• Ginger y menta: El jengibre y la menta se han utilizado tradicionalmente para aliviar las náuseas. Pueden consumirse en forma de té, caramelos de jengibre o menta, o mediante suplementos naturales, bajo supervisión médica.

- Descanso y sueño adecuado: Descansar lo suficiente y mantener un horario regular de sueño puede ayudar a reducirlas náuseas matutinas.

Fatiga:

- Descansos regulares: Tomar descansos cortos durante el día, si es posible, para recargar energías y combatir la fatiga.

- Priorizar actividades: Enfocarse en las tareas más importantes durante los momentos del día en que se tiene más energía.

- Dormir adecuadamente: Mantener una rutina de sueño regular y asegurar un ambiente propicio para el descanso puede ayudar a combatir la fatiga.

- Ejercicio ligero: Realizar actividad física suave, como caminar o practicar yoga prenatal, puede ayudar a aumentar los niveles de energía.

- Buscar apoyo: Pedir ayuda a la pareja, familiares o amigos para compartir responsabilidades puede aliviar la fatiga y el estrés.

Es importante recordar que cada mujer
experimenta elembarazo de manera
diferente y lo que funciona para una
persona puede no funcionar para otra. Si
las náuseas matutinas o la fatiga son
graves y dificultan las actividades diarias,

es recomendable consultar con un

profesional dela salud para recibir

orientación y tratamiento adecuado.

Parte 3 :

Segundo

trimestre

Durante el segundo trimestre del embarazo, muchas mujeres experimentan un alivio notable de los síntomas del primer trimestre, como las náuseas matutinas y la fatiga. Esta etapa, que abarca desde la semana 13 hasta la semana 27, suele ser un período más cómodo para la mayoría de las mujeres embarazadas. Aquí se presentan los

cambios y alivios comunes en comparación
con el primer trimestre:

Disminución de las náuseas matutinas:

En general, la sensación de náuseas matutinas tiende a disminuir gradualmente a medida que avanza el segundo trimestre. Muchas mujeres notan una reducción significativa o incluso la desaparición completa de estas náuseas.

Aumento de la energía:

La fatiga extrema experimentada en el primer trimestre suele disminuir en el segundo trimestre. Las mujeres suelen sentirse más enérgicas y activas, lo que les permite retomar actividades cotidianas con mayor comodidad.

Estabilización de los cambios emocionales:

Los cambios de humor extremos experimentados en el primer trimestre pueden volverse más estables. Las hormonas comienzan a estabilizarse, lo que puede conducir a una mayor sensación de equilibrio emocional.

Reducción de la necesidad de micción frecuente:

A medida que el útero se eleva hacia arriba y se aleja de la vejiga, la presión sobre esta disminuye, lo que puede reducir la necesidad de orinar con tanta frecuencia como en el primer trimestre.

Disminución del riesgo de aborto espontáneo:

Aunque el riesgo de aborto espontáneo no desaparece por completo, disminuye significativamente una vez que se alcanza el segundo trimestre. Esto proporciona un sentido de alivio y seguridad adicional para la futura madre.

Mayor disfrute del embarazo:

Al sentirse más enérgicas y con menos molestias físicas, muchas mujeres encuentran que el segundo trimestre es un momento en el que pueden disfrutar más plenamente de su embarazo. La barriga comienza a crecer y se empieza a sentir al bebé moverse, lo que puede generar una mayor conexión emocional.

Es importante tener en cuenta que cada mujer y cada embarazo son únicos.

Aunque muchos síntomas incómodos disminuyen en el segundo trimestre, algunas mujeres aún pueden experimentar algunos de ellos en diferentes niveles. En caso de preocupación por la persistencia de ciertos síntomas o la aparición de nuevos, siempre es recomendable consultar con un profesional de la salud

para recibir orientación y atención

adecuada.

Durante el segundo trimestre del embarazo, que comprende aproximadamente desde la semana 13 hastal a semana 27, el desarrollo fetal experimenta avances significativos. Este período se caracteriza por un crecimiento rápido y la maduración de muchos órganos y sistemas del feto. Aquí se

presentan los principales hitos del
desarrollo fetal en el segundo trimestre

Desarrollo de los sistemas corporales:

• Sistema nervioso central: El cerebro se desarrolla rápidamente y se forman las conexiones neuronales fundamentales para las funciones cerebrales. El feto puede comenzar a realizar movimientos coordinados y se forman las huellas digitales.

• Órganos internos: Los órganos internos, como los pulmones, los riñones y el hígado, continúan su desarrollo. Los pulmones empiezan a producir surfactante, una sustancia esencial para la respiración fuera del útero.

• Sistema digestivo: El bebé traga líquido amniótico y los intestinos producen meconio, la primera materia fecal del bebé

.

- **Sistema reproductivo:** En este trimestre, en el caso de un feto masculino, los testículos comienzan a descender desde el abdomen hacia el escroto

Características físicas y movimientos:

- Crecimiento y desarrollo corporal: El feto crece considerablemente y aumenta de tamaño. La piel se vuelve más transparente y se forman las uñas,el cabello y las cejas.

- Movimientos perceptibles: Durante este trimestre, muchas mujeres pueden comenzar a sentir los movimientos del feto, conocidos como "pataditas" o movimientos fetales. Estos movimientos son más evidentes hacia el final del segundo trimestre.

Cambios en la apariencia del feto:

Proporciones más definidas: El feto adquiere proporciones más proporcionadas, con extremidades más largas y definidas. La,cabeza, que previamente era más grande en proporción al cuerpo, se vuelve más proporcionada.

Viabilidad fetal:

A partir de la semana 24: En algunos casos, los bebés nacidos en este momento pueden sobrevivir fuera del útero con el cuidado médico adecuado. Sin embargo, la viabilidad depende de varios factores y no todos los bebés pueden sobrevivir en este período prematuro.

El segundo trimestre es un momento crucial en el desarrollo fetal, ya que se producen avances significativos en la formación de los sistemas corporales y las características físicas del bebé. A medida que el feto continúa madurando, se acerca a la etapa en la que estará preparado parala vida fuera del útero materno.

Durante el segundo trimestre del
embarazo, los cambios corporales
se hacen más evidentes a medida
que el útero crece y se prepara
para acomodar el crecimiento del
bebé. Estos cambios físicos son
significativos y pueden variarde una
mujer a otra, pero generalmente
incluyen lo siguiente:

Aumento del tamaño del útero:

Durante este trimestre, el útero se expande significativamente para acomodar el crecimiento del feto en desarrollo. Alrededor de la semana 20, muchas mujeres comienzan a notar que su vientre se redondea y se vuelve más prominente.

Cambios en el cuerpo:

• Aumento de peso: La ganancia de peso varía de una mujer a otra, pero en promedio, durante el segundo trimestre se recomienda un aumento de peso gradual y constante. La cantidad recomendada varía según el índice de masa corporal (IMC) previo al embarazo.

• Cambios en los senos: Los senos pueden continuar creciendo y volverse más sensibles. La areola puede oscurecerse y los pezones pueden volverse más prominentes.

• Línea alba: Algunas mujeres pueden notar una línea oscura que aparece en el abdomen, conocida como la línea alba, debido al aumento de la pigmentación.

Preparación para el crecimiento del vientre:

- Estiramiento de la piel: La piel del abdomen puede estirarse a medida que el útero crece. Para ayudar a minimizar la aparición de estrías, se recomienda mantener la piel hidratada mediante el uso de cremas hidratantes o aceites específicos.

- Preparación de los músculos abdominales: Los músculos abdominales se estiran para dar espacio al crecimiento del útero y el bebé. Algunas mujeres pueden experimentar molestias en la parte inferior del abdomen a medida que los músculos se estiran.

- Cambio en la postura: Con el crecimiento del vientre, es común que las mujeres ajusten su postura para compensar el cambio en el centro de gravedad.

Es fundamental utilizar ropa cómoda y

adaptada a medida que el vientre comienza a crecer. Muchas mujeres optan por ropa diseñada específicamente para embarazadas, que brinda comodidad y soporte durante esta etapa. Además, practicar ejercicios recomendados por un

profesional de la salud, como el yoga

prenatal o los ejercicios de fortalecimiento

del suelo pélvico,puede ayudar a mantener la flexibilidad y la fuerza muscular durante el embarazo.

Durante el segundo trimestre del embarazo, elejercicio y la actividad física pueden ser beneficiosos para la salud materna y fetal, siempre y cuando se realicen de manera segura y bajo supervisión médica. Aquí se presentan recomendaciones y consideraciones importantes

Beneficios del ejercicio durante el segundo trimestre:

• Mejora del bienestar general: El ejercicio regular puede mejorar el estado de ánimo, reducir el estrés y aumentar los niveles de energía.

• Mantenimiento de la salud cardiovascular: La actividad física puede contribuir a mantener una buena salud cardiovascular durante el embarazo.

• Control del peso: El ejercicio regular puede ayudar a controlar el aumento de peso durante el embarazo.

• Preparación para el parto: Algunos ejercicios, como los de fortalecimiento del suelo pélvico, pueden ayudar a preparar los músculos para el parto.

Tipos de ejercicio recomendados:

- Ejercicios aeróbicos de bajo impacto: Caminar, nadar, hacer ejercicio en bicicleta estacionaria y practicar aeróbicos de bajo impacto son actividades excelentes para el embarazo.

- Ejercicios de fortalecimiento muscular: Se pueden realizar ejercicios de fortalecimiento muscular, como yoga prenatal, pilates para embarazadas o ejercicios con bandas de resistencia bajo supervisión profesional.

- Ejercicios de suelo pélvico: Los ejercicios de Kegel pueden ayudar a fortalecer los músculos del suelo pélvico, lo que puede facilitar el parto y la recuperación posparto.

Consideraciones importantes:

- Consultar con un profesional de la salud: Antes de comenzar cualquier programa de ejercicio durante el embarazo, es esencial hablar con el médico u obstetra para obtener orientación específica.

- Escuchar al cuerpo: Es fundamental escuchar las señales del cuerpo y detener cualquier actividad si se siente mareo, fatiga excesiva, dolor abdominal o cualquier malestar.

- Evitar actividades de alto riesgo: Se deben evitar deportes de contacto, ejercicios que impliquen riesgo de caídas, actividades con cambios bruscos de dirección y aquellos que requieran estar acostada sobre la espalda después del primer trimestre.

- Mantenerse hidratada y usar ropa adecuada: Beber suficiente agua y usar ropa cómoda y transpirable es importante para evitar la deshidratación y el sobre calentamiento.

El ejercicio durante el segundo trimestre puede ser una parte integral de un embarazo saludable, siempre y cuando se realice de manera segura y se respeten las limitaciones individuales. Seguir las recomendaciones médicas y adaptar el régimen de ejercicio a las necesidades y capacidades personales es fundamental para garantizar una actividad física segura y beneficiosa durante el embarazo.

Durante el segundotrimestre del embarazo, la ecografía es una delas pruebas más importantes y emocionantes que se realizan para monitorear el

desarrollo del bebé y detectar posiblesanomalías. Aquí hay una descripción detallada sobre la preparación para la ecografía y algunas pruebas que podrían realizarse durante este período

Preparación para la ecografía:

• Agenda la cita: El médico u obstetra programará una ecografía, generalmente alrededor de la semana 20, conocida como la "ecografía del segundo trimestre" o la "ecografía morfológica". Esta ecografía es más detallada y permite una evaluación más profunda del desarrollo fetal.

• Bebe agua: Se recomienda beber agua antes de la ecografía, ya que un llenado adecuado de la vejiga puede facilitar la visualización del bebé y los órganos.

• Ropa cómoda: Usar ropa suelta y cómoda facilita el acceso al abdomen durante la ecografía.

Posibles pruebas durante el segundo trimestre:

- Ecografía morfológica: Esta ecografía se centra en verificar la anatomíadel feto,evaluando cuidadosamente los órganos, el crecimiento y la posición de la placenta. Se busca identificar posibles anomalías estructurales o problemas de desarrollo.

- Pruebas genéticas opcionales: Dependiendo de la edad materna, antecedentes familiares u otros factores de riesgo, se pueden ofrecer pruebas genéticas adicionales, como la amniocentesis o la biopsia de vellosidades coriónicas, para detectar anomalías cromosómicas u otras condiciones genéticas.

- Análisis de sangre: Se pueden realizar análisis de sangre para evaluar posibles problemas, como la diabetes gestacional o para verificar el estado de los niveles de hierro y otros nutrientes.

• Control de glucosa: Alrededor de la semana 24 a 28, es común realizar una prueba de tolerancia a la glucosa para detectar diabetes gestacional.

Estas pruebas se realizan para monitorear la salud y el desarrollo del bebé, así como para identificar posibles problemas o riesgos durante elembarazo. Es importante hablar con elmédico u obstetra para

comprender la necesidad de estas pruebas, así como los riesgos y beneficios asociados con cada una de ellas. Además, recibir orientación sobre las opciones disponibles y tomar decisiones informadas es clave durante este período del embarazo.

Parte 4: Tercer trimestre

Durante el tercer trimestre del embarazo, que abarca desde la semana 28 hasta el parto, el feto experimenta un crecimiento significativo y se prepara para nacer. Durante esta etapa final, se producen importantes desarrollos en la formación y maduración delos órganos y sistemas del bebé. Aquí se presentan los principales hitos del desarrollo del feto en las últimas etapas del embarazo:

Crecimiento y maduración del feto:

- Aumento de peso: Durante estas semanas, el bebé aumenta considerablemente de peso. Al comienzo del tercer trimestre, el feto puede pesar alrededor de 1.2 kg (2.5 libras), y hacia el final, puede llegar a pesar alrededor de 3.4 kg (7.5 libras) o más, dependiendo del individuo.

- Desarrollo de los órganos: Los órganos y sistemas del bebé, como los pulmones, el cerebro, los riñones y el sistema digestivo, continúan madurando y desarrollándose.

- Movimientos fetales: Durante este período, los movimientos fetales pueden volverse más perceptibles y frecuentes, ya

que el espacio para moverse en el útero
se reduce.

Posición del bebé:

Posición cefálica: Hacia el final del tercer trimestre, la mayoría de los bebés se colocan en posición cefálica, es decir, con la cabeza hacia abajo, en preparación para el parto. Sin embargo, algunos bebés pueden permanecer en posiciones diferentes hasta el parto.

Formaciónde grasa y pulmones:

- Acumulación de grasa: Durante estas últimas semanas, el bebé acumula grasa debajo de la piel, lo que le ayuda a regular la temperatura corporal después del nacimiento.

- **Maduración pulmonar:** Los pulmones del bebé continúan desarrollándose y produciendo surfactante, una sustancia que ayuda a los pulmones a expandirse y contraerse al respirar fuera del útero.

Preparación para el nacimiento:

• Descenso en el útero: En las semanas previiasal parto, el bebé puede descender más hacia la pelvis, lo que se conoce como encajamiento, preparándose para el nacimiento.

• Practicar la respiración: Los movimientos de respiración, que se pueden observar mediante ecografías, permiten al bebé practicar la respiración para prepararse para el nacimiento.

Estos son algunos de los desarrollos clave que tienen lugar durante el tercer trimestre del embarazo. Es un período crucial en el que el bebé madura y se prepara para la vida fuera del útero materno. Es importante que la madre reciba atención prenatal regular durante esta etapa para asegurar un monitoreo adecuado del desarrollo fetal y la salud materna.

Durante el tercer trimestre del embarazo, el cuerpo dela madre experimenta numerosos cambios a medida que se acerca el momento del parto. Estos cambios físicos pueden generar incomodidades y desafíos para la futura madre. Aquí se detallan algunos de los cambios corporales y formas de afrontarla incomodidad durante este período:

Aumento del tamaño del abdomen:

El crecimiento del útero y el bebé pueden generar molestias debido al peso adicional en la parte delantera del cuerpo. Esto puede causar dolor de espalda, presión en la pelvis y dificultad para dormir.

Retención de líquidos:

La retención de líquidos, especialmente en las extremidades, puede provocar hinchazón en manos, pies y piernas, lo que puede ser incómodo y causar sensación de pesadez.

Problemas gastrointestinales:

El estreñimiento y la acidez estomacal son comunes en esta etapa debido al crecimiento del útero, que puede presionar los órganos internos y ralentizar el tránsito intestinal.

Dificultad para respirar:

El crecimiento del útero puede presionar el diafragma, lo que hace que la respiración sea más difícil y puede causar sensación de falta de aire.

Preparación para el parto:

A medida que se acerca el parto, la futura madre puede experimentar contracciones de Braxton Hicks, que son contracciones uterinas irregulares y no dolorosas, pero pueden ser incómodas.

Formas de afrontarla incomodidad:

• Mantener una postura adecuada: Adoptar una postura erguida y usar cojines de soporte puede ayudar a aliviar el dolor deespalda y mejorarla comodidad.

• Descansar y dormir adecuadamente: Intentar dormir de lado con una almohada entre las piernas puede ayudar a aliviar la presión en la espalda y las caderas. Además, establecer una rutina de sueño regular puede mejorar la calidad del descanso.

• Hidratación y dieta adecuada: Beber suficiente agua y mantener una dietarica en fibra puede ayudar a aliviarel estreñimiento. Además, comer comidas pequeñas y frecuentes puede ayudar con la acidez estomacal.

- Ejercicio suave: Realizar actividades suaves y específicas para el embarazo, como caminar, nadar o practicar yoga prenatal, puede aliviar la incomodidad y mejorar lacirculación.

- Consulta con el profesional de la salud: Si la incomodidad es persistente o causa preocupación,es fundamental comunicarse con el médico u obstetra para obtener orientación y recomendaciones específicas.

Afrontar la incomodidad en el tercer

trimestre del embarazo puede ser

desafiante, pero existen diversas

estrategias que pueden ayudar a aliviarlas

molestias y mejorarla comodidad de la futura madre a medida que se acerca el momento del parto.

Durante el tercer trimestre del embarazo, la preparación para el parto y la asistencia a clases prenatales pueden ser

fundamentales para ayudar a la futura

madre y a su pareja a comprender el

proceso del parto, así como para brindarles herramientas prácticas y emocionales para afrontar este evento importante. Aquí se presenta una descripción detallada sobre la preparación

para el parto y la importancia de las clases
prenatales:

Preparación para el parto:

- Educación sobre el parto: Obtener información sobre las etapas del parto, las posiciones de parto, las técnicas de respiración y las opciones de alivio del dolor puede ayudar a la futura madre a sentirse más segura y empoderada.

- Plan de nacimiento: Escribir un plan de nacimiento o preferencias para el parto puede ayudar a comunicar los deseos y expectativas de la madre durante el parto. Este plan puede incluir preferencias sobre la administraciónde medicamentos, posiciones de parto, apoyo emocional, entre otros.

- Prácticas para el alivio del dolor: Aprender técnicas de relajación, respiración y métodos de alivio del dolor, como masajes, baños de agua caliente o movimientos específicos, puede ser beneficioso durante el parto.

Clases prenatales:

- Educación sobre el embarazo y el parto: Las clases prenatales ofrecen información detallada sobre el embarazo, el parto, el posparto, la lactancia materna y los cuidados del recién nacido.

- Conexión con otros padres: Estas clases brindan la oportunidad de conectarse con otras parejas que están experimentando circunstancias similares, lo que puede proporcionar apoyo emocional y compartir experiencias.

- Enfoque en la preparación física y emocional: Las clases pueden incluir ejercicios específicos para el embarazo, técnicas de respiración, relajación y prácticas de apoyo emocional para afrontar el parto y el posparto.

- Información sobre opciones de parto: Las clases prenatales ofrecen información sobre diferentes opciones de parto, como parto en casa, parto en el hospital, parto natural, parto con medicamentos, entre otros.

- Participación de la pareja: Las clases prenatales brindan la oportunidad para que la pareja aprenda y participe activamente en el proceso del parto, lo que puede fortalecer el apoyo y la comunicación durante este evento

La participación en clases prenatales proporciona herramientas prácticas y conocimientos valiosos para la futura madre y su pareja, preparándolos tanto física como emocionalmente para el parto y el posparto. Estas clases ofrecen una oportunidad invaluable para aprender, compartir experiencias y recibir orientación de profesionales de la salud y otros padres, lo que puede contribuir a una experiencia

de parto más informada y empoderada.

Durante el tercer trimestre del embarazo,

es crucial planificar el parto y tomar

decisiones sobre las opciones de
atención médica que se ajusten mejor a
las necesidades y preferencias de la futura
madre. Aquí se presenta una descripción
detallada sobre la planificación del parto y

las opciones de atención médica
disponibles:

Planificación del parto:

- Lugar de parto: Decidir dónde dar a luz es una de las decisiones más importantes. Las opciones comunes incluyen hospitales, centros de parto, parto en casa o centros de nacimiento. Cada uno tiene sus propias ventajas, protocolos y opciones de manejo del dolor.

- Tipo de parto: La futura madre puede considerar si prefiere un parto vaginal o una cesárea, dependiendo de las recomendaciones médicas y las circunstancias individuales.

- Intervenciones durante el parto: Es importante considerar las preferencias sobre intervenciones médicas, como la administración de medicamentos para aliviar el dolor, la inducción del parto o la monitorización fetal.

Opciones de atención médica:

- Equipo de atención médica: Elegir el equipo de atención médica que acompañará el parto es esencial. Puede incluir obstetras, parteras, enfermeras especializadas en partos o doulas. La elección del equipo de atención puede influir en el enfoque y la experiencia del parto.

- Apoyo emocional durante el parto: Considerar el tipo de apoyo emocional deseado durante el parto, ya sea de la pareja, familiares, amigos o de un profesional especializado, como una doula.

- Pruebas y procedimientos durante el parto: Informarse sobre las pruebas de monitorización fetal, la administración de medicamentos, la episiotomía (corte controlado en el área vaginal) y otras intervenciones que puedan ser parte del proceso del parto

Opciones de atención médica:

Obtener información detallada sobre las etapas del parto, técnicas de alivio del dolor, manejo del estrés y la importancia del cuidado posparto es fundamental para tomar decisiones informadas.

Es esencial discutir todas estas opciones con el médico u obstetra durante las consultas prenatales para obtener orientación y recomendaciones específicas.

La planificación del parto y la atención médica debe adaptarse a las preferencias individuales, el historial médico y las necesidades específicas de la madre y el bebé. Además, mantener una comunicación abierta y constante con el equipo médico puede ayudar a garantizar una experiencia de parto más segura y satisfactoria.

Durante el tercer trimestre del embarazo,
la preparación para la llegada del bebé

implica tanto aspectos prácticos como

emocionales. Aquí se detalla una

descripción detallada sobre cómo

prepararse en el hogar y mentalmente para

la llegada del bebé:

Preparativos en el hogar:

• Habitación del bebé: Preparar la habitación del bebé implica seleccionar y preparar la cuna, la ropa de cama, los muebles necesarios, como una cómoda o un cambiador, y asegurarse de tener lo esencial para el cuidado del bebé.

• Artículos para el bebé: Hacer un inventario de los artículos necesarios para el cuidado del bebé, como pañales, toallitas, ropa, biberones, chupetes y artículos de higiene, y tenerlos disponibles en casa.

• Bolsa de hospital: Preparar una bolsa con artículos esenciales para el parto y el posparto, tanto para la madre como para el bebé. Esto puede incluir ropa cómoda, artículos de higiene personal, documentación médica, ropa para el bebé, entre otros.

- Instalaciones médicas: Familiarizarse con la ruta al hospital o centro de parto, así como con los procedimientos de registro y admisión, para estar preparados cuando llegue el momento del parto.

Preparativos emocionales y mentales:

• Educación continua: Asistir a clases prenatales, leer libros sobre la crianza, el parto y el cuidado del recién nacido, y buscar información actualizada sobre la crianza responsable.

• Apoyo emocional: Hablar con familiares, amigos o profesionales de la salud sobre las preocupaciones o ansiedades relacionadas con la llegada del bebé puede ser reconfortante y útil.

• Mantener la calma: Practicar técnicas de relajación, meditación, respiración o yoga prenatal puede ayudar a reducir el estrés y la ansiedad, promoviendo un estado de tranquilidad.

• Establecer expectativas realistas: Reconocer que la paternidad puede presentar desafíos y momentos difíciles, y estar abierto a aprender y adaptarse a las nuevas situaciones que puedan surgir.

• Comunicación con la pareja: Mantener una comunicación abierta y constante con la pareja sobre las expectativas, los roles y las preocupaciones relacionadas con la llegada del bebé puede fortalecer la relación y la capacidad de enfrentar juntos esta nueva etapa.

La preparación para la llegada del bebé
implica una combinación de aspectos
prácticos y emocionales. Estar preparado
física y emocionalmente puede ayudar a la
futura madre y a su pareja a sentirse más
seguros y tranquilos durante este período

de transición hacia la paternidad.

Parte 5:
El parto y el nacimiento

El parto es un proceso complejo que generalmente se divide en varias etapas distintas. Cada etapa tiene sus propias características, duración y desafíos. Aquí se presenta una descripción detallada de las etapas del parto y qué se puede esperar durante cada una:

Etapa de dilatación:

- Primeras contracciones: El inicio del parto suele ser marcado por contracciones uterinas irregulares que pueden volverse más regulares y fuertes con el tiempo.

- Dilatación del cuello uterino: Durante esta etapa, el cuello uterino se dilata gradualmente, permitiendo que el bebé pase a través del canal del parto. Se divide en tres fases:

- Fase temprana: El cuello uterino se dilata desde 0 a aproximadamente 4 centímetros. Las contracciones pueden ser irregulares pero se vuelven más fuertes y regulares con el tiempo.

- Fase activa: La dilatación del cuello uterino va desde 4 a 7 centímetros. Las contracciones son más intensas y regulares, y el trabajo de parto es más evidente.

• Transición: La dilatación final del cuello uterino, de 8 a 10 centímetros. Las contracciones son intensas y más seguidas. Esta fase puede ser la más desafiante y la más corta, pero también la más crucial antes de la etapa de expulsión.

Etapa de expulsión:

• Empuje y nacimiento: Durante esta etapa, el bebé comienza a descender por el canal del parto. La madre siente el impulso natural de empujar con cada contracción para ayudar a que el bebé salga.

• Nacimiento del bebé: Una vez que la cabeza del bebé se asoma, el profesional médico o la partera asistirán al nacimiento. El bebé nacerá normalmente con el cuerpo siguiendola cabeza en unos pocos minutos.

Etapa de alumbramiento:

Expulsión de la placenta: Después del nacimiento del bebé, la madre tendrá contracciones suaves para expulsar la placenta y otros tejidos del útero.

Qué esperar durante el parto:

• Dolor y contracciones: Las contracciones uterinas serán más fuertes y frecuentes a medida que el parto avanza. El dolor puede ser intenso, pero se aliviará entre contracciones.

• Aumento del esfuerzo físico: A medida que el parto avanza, la futura madre necesitará concentrarse y utilizar técnicas de respiración y relajación aprendidas durante el embarazo.

• Apoyo del equipo médico: El personal médico o la partera estarán presentes para brindar apoyo, monitorear el progreso y tomar decisiones médicas si es necesario.

Cada parto es único y puede variar en duración y experiencias individuales. Mantenerse informado, comunicarse con el equipo médico y tener un plan de parto flexible pero informado puede ayudar a la futura madre y a su pareja a enfrentar el proceso del parto con confianza.

Qué esperar durante el parto:

• Sin intervenciones medicinales: En este tipo de parto, la futura madre opta por no usar medicamentos para aliviar el dolor. Se pueden emplear técnicas de respiración, relajación, masajes y cambios de posición para manejar el dolor.

• Libertad de movimiento: La madre tiene la libertad de moverse, cambiar de posición y utilizartécnicas naturales para facilitarel proceso del parto.

• Tiempo de recuperación más rápido: Por lo general, el tiempo de recuperación después del parto vaginal sin medicación puede ser más rápido que con otras opciones.

Existen diversas opciones de parto disponibles para las futuras madres, y la elección dependerá de las preferencias individuales, las circunstancias médicas y el progreso del trabajo de parto. Aquí se detallan algunas opciones comunes de parto:

Parto vaginal con analgesia epidural:

- Alivio del dolor: La epidural es una anestesia regional que bloquea el dolor en el área inferior del cuerpo. Se administra a través de un catéter en la espalda, lo que proporciona un alivio efectivo del dolor durante el parto.

- Menor sensación de dolor: Con la epidural, la futura madre experimenta una disminución significativa del dolor durante el parto, lo que puede permitirle descansar mejor y sentirse más cómoda.

- Posibilidad de intervención médica: La epidural puede limitar la movilidad y la sensación en las piernas, lo que puede requerir monitoreo continuo y limitar la capacidad de empujar durante el parto.

Parto por cesárea:

- Procedimiento quirúrgico: La cesárea es un procedimiento quirúrgico en el que se realiza una incisión en el abdomen y el útero para extraer albebé.

- Indicaciones médicas: Se puede optar por una cesárea por diversas razones médicas, como presentación anormal del bebé, problemas de salud materna o fetal, o complicaciones durante el trabajo de parto.

- Tiempo de recuperación prolongado: El período de recuperación después de una cesárea puede ser más prolongado en comparación con el parto vaginal, ya que implica una cirugía abdominal.

Otras opciones de parto:

• Parto asistido con fórceps o ventosa: En algunos casos, se pueden usar forceps o una ventosa obstétrica para ayudar a extraer al bebé durante el parto vaginal.

• Parto en el agua: Algunos centros de parto ofrecen la opción de parto en agua, donde la futura madre da a luz en una piscina especialmente diseñada, lo que puede proporcionar alivio adicional durante el parto.

La elección de la opción de parto

dependerá de múltiples factores,

incluyendo las preferencias personales, las

recomendaciones médicas y las

circunstancias individuales. Es esencial

discutir todas las opciones con el equipo

médico para tomar decisiones informadas
y adecuadas según las necesidades y

condiciones específicas de cada parto.

El apoyo emocional durante el parto es

fundamental para brindar a la futura
madre tranquilidad, seguridad y aliento
durante este momento crucial. Aquí se
detalla una descripción detallada sobre el
apoyo emocional que puede ser
beneficioso durante el parto:

Pareja o seres queridos:

• Apoyo continuo: La presencia constante y el apoyo emocional de la pareja, familiares o amigos pueden ser reconfortantes durante el parto.

• Ayuda en la toma de decisiones: Tener a alguien de confianza que pueda ayudar a la futura madre a tomar decisiones informadas y comunicarse con el equipo médico puede ser fundamental.

Personal médico y parteras:

• Apoyo profesional: El personal médico, como obstetras, enfermeras y parteras, no solo proporciona atención médica, sino que también brinda apoyo emocional durante el proceso del parto.

• Asistencia y guía: Los profesionales de la salud están entrenados para ofrecer orientación, alivio del dolor y tranquilidad a través de técnicas de manejo del estrés.

Doula o acompañante de parto:

• Apoyo especializado: Las doulas están capacitadas para brindar apoyo emocional, físico y educativo durante el parto. Proporcionan consuelo, aliento y comprensión a la madre y su pareja.

• Estrategias de alivio del dolor: Las doulas ofrecen técnicas no médicas para aliviar el dolor, como masajes, técnicas de respiración y ayuda para encontrar posiciones cómodas.

Herramientas de relajación y técnicas de respiración:

Entrenamiento previo: Aprender y practicar técnicas de relajación, meditación y respiración durante el embarazo puede ser útil durante el parto para manejar el dolor y reducir el estrés.

Comunicación abierta y comprensión:

• Escucha y comprensión: Tener a alguien que escuche y comprenda las preocupaciones, miedos o necesidades de la futura madre puede ser reconfortante y tranquilizador.

• Apoyo emocional personalizado: Ofrecer palabras de aliento, elogios y afirmaciones positivas puede ser un gran apoyo emocional durante el parto.

El apoyo emocional durante el parto puede ser crucial para la experiencia de la futura madre. Tener personas de confianza que brinden apoyo, comprensión y aliento puede ayudar a la madre a sentirse más segura, empoderada y capaz de enfrentar el parto de manera más positiva y tranquila.

Los cuidados posnatales son

fundamentales tanto para la madre como

para el bebé, ya que les permiten

recuperarse del parto y ajustarse a la nueva vida después del nacimiento. Aquí se detalla una descripción detallada sobre los cuidados posnatales para la madre y el bebé:

Cuidados posnatales para la madre:

1. Reposo y recuperación:

• La madre necesita descansar adecuadamente para recuperarse física y emocionalmente después del parto.

• Es importante evitar esfuerzos excesivos y permitirse tiempo para recuperarse completamente.

2. Atención médica continua:

• Las visitas posnatales al médico u obstetra son esenciales para monitorear la recuperación, la cicatrización y la salud general de la madre.

• Se discuten posibles complicaciones y se ofrecen recomendaciones sobre la lactancia materna, planificación familiar y cuidados personales.

3. Cuidado de la herida (en caso de cesárea):

• Si se ha realizado una cesárea, es esencial cuidar la incisión quirúrgica siguiendo las indicaciones médicas para prevenir infecciones y promover una adecuada cicatrización.

4. Apoyo emocional y mental:

• La madre puede experimentar una variedad de emociones después del parto, como alegría, tristeza, ansiedad o agotamiento.

• Es vital contar con apoyo emocional de seres queridos, grupos de apoyo o profesionales de la salud para manejar los cambios emocionales y la adaptación a la maternidad.

Cuidados posnatales para el bebé:

1. Exámenes y cuidados médicos:

• El bebé recibe exámenes médicos para evaluar su

salud general, su peso, su temperatura y su capacidad dealimentación.

• Se realizan pruebas de detección neonatal para identificar posibles problemas de salud en elbebé.

2. Lactancia materna y alimentación:

• La lactancia materna es fundamental para el bebé, ya que proporciona nutrientes, protección contra enfermedades y fortalece el vínculo entre la madre y el bebé.

• En caso de no poder amamantar, se pueden considerar otras opciones de alimentación con fórmula, siempre bajo la supervisión del médico.

3. Cuidados básicos y sueño:

• Se aprenden y practican cuidados básicos como el cambio de pañales, el baño del bebé y la identificación de sus señales de hambre o sueño.

• Se establece un horario de sueño y descanso para el bebé, adaptándolo gradualmente a las rutinas familiares.

4. Vínculo y cuidado emocional:

• Es fundamental crear un vínculo emocional con el bebé mediante el contacto piel a piel, abrazos, caricias y tiempo de calidad.

• Ofrecer un ambiente tranquilo y amoroso promueve el bienestar emocional del bebé.

Los cuidados posnatales para la madre y
el bebé son una etapa esencial para

garantizar una recuperación adecuada

después del parto y para establecer una

base sólida para el bienestar y el

crecimiento del bebé. Es importante
seguir las recomendaciones médicas y
buscar apoyo en caso de dudas o
necesidades adicionales.

Los primeros días después del nacimiento

son una transición intensa y emocionante

para los padres, ya que se adaptan a la

vida con un recién nacido. Aquí se detalla

una descripción detallada sobre los primeros días y cómo ajustarse a la vida con un bebé recién nacido:

Ajuste a la rutina:

• Horarios y sueño: Los recién nacidos duermen mucho durante las primeras semanas, pero sus patrones de sueño son irregulares. Los padres se ajustan a dormir por intervalos cortos y a seguir las señales de sueño del bebé.

• Alimentación: Durante este tiempo, la alimentación del bebé, ya sea mediante lactancia materna o fórmula, es frecuente y puede ocurrir cada pocas horas. Los padres se adaptan a los horarios de alimentación del bebé.

Cuidado y rutinas básicas:

• Baño y cambio de pañales: Los padres aprenden a bañar al bebé, cambiar pañales y realizar cuidados básicos de higiene siguiendo las indicaciones del personal médico.

• Control de la temperatura: Se presta atención a la temperatura del bebé, asegurándose de mantenerlo abrigado y cómodo.

Vínculo y cuidado emocional:

- Tiempo de calidad: Los padres disfrutan del tiempo cercano con el bebé, fortaleciendo el vínculo emocional mediante el contacto piel a piel, abrazos y palabras cariñosas.

- Atención a las señales del bebé: Aprender a interpretar las señales del bebé, como llanto, gestos y movimientos, es fundamental para entender sus necesidades y responder adecuadamente.

Apoyo familiar y social:

- Ayuda y apoyo: La presencia de familiares, amigos o profesionales de la salud puede ser crucial durante esta etapa de ajuste. El apoyo emocional y práctico puede aliviarla carga para los padres.

- Consultas médicas posnatales: Las visitas al médico para chequeos regulares del bebé y consultas posnatales de la madre brindan orientación y apoyo profesional.

Adaptación a la nueva dinámica familiar:

- Reajuste en roles y responsabilidades: Los padres se ajustan a nuevas responsabilidades y roles en la dinámica familiar, compartiendo tareas de cuidado del bebé y adaptándose a los cambios.

- Comunicación y apoyo mutuo: Mantener una comunicación abierta y apoyarse mutuamente ayuda a sobrellevar los desafíos y a disfrutar de este período de crecimiento familiar.

Los primeros días con un recién nacido son intensos pero gratificantes. A medida que los padres se adaptan a las necesidades del bebé y a su nueva rutina, es importante cuidar también de su propia salud emocional y física. Con el tiempo, la familia se ajusta a esta nueva vida, desarrollando una mayor confianza y disfrutando de los momentos especiales con su nuevo miembro.

Parte 6 :

Después del nacimiento

Los cuidados para el bebé después del nacimiento abarcan diversos aspectos esenciales para su bienestar y desarrollo. Aquí se detalla una descripcióndetallada sobre los cuidados básicos que incluyen la lactancia, el sueño y otros aspectos importantes:

Lactancia materna:

- Posicionamiento y técnica: Asegurarse de que el bebé esté correctamente posicionado para amamantar, con una técnica adecuada para garantizar un agarre correcto y una succión efectiva.

- Frecuencia de alimentación: Los recién nacidos pueden necesitar ser alimentados con frecuencia, siguiendo su propio ritmo. Es importante estar atento a las señales de hambre del bebé y alimentarlo según sus necesidades.

- Apoyo a la lactancia: La madre puede recibir apoyo de un consultor de lactancia o grupos de apoyo para resolver problemas o inquietudes relacionadas con la lactancia materna.

Sueño del bebé:

- Patrones de sueño: Los recién nacidos suelen dormir en intervalos cortos y pueden despertarse con frecuencia para comer. A medida que crecen, desarrollan patrones de sueño más regulares.

- Ambiente para dormir: Crear un ambiente seguro y tranquilo para el sueño del bebé, con una temperatura adecuada y sin riesgos de asfixia.

- Rutinas de sueño: Establecer una rutina antes de dormir, como bañar al bebé, leerle un cuento o cantar una canción, puede ayudar a crear señales que indican que es hora de dormir.

Cuidados básicos del bebé:

- Higiene personal: Bañar al bebé regularmente, limpiar suavemente su piel con productos adecuados para bebés y mantener sus uñas cortas para evitar arañazos.

- Cambio de pañales: Cambiar los pañales del bebé con regularidad y limpiar suavemente su zona genital para prevenir irritaciones e infecciones.

- Vestimenta y temperatura: Vestir al bebé adecuadamente para mantener una temperatura corporal cómoda, evitando el sobrecalentamiento o el frío excesivo.

Monitoreo del desarrollo:

• Visitas médicas regulares: Programar consultas médicas pediátricas para monitorear el crecimiento, desarrollo y salud general del bebé.

• Hitos del desarrollo: Estar atento a los hitos del desarrollo, como sonreír, agarrar objetos, voltearse, sentarse y caminar, y hablar con el pediatra sobre cualquier inquietud.

Vínculo y estimulación temprana:

• Vínculo emocional: Pasar tiempo de calidad con el bebé, abrazarlo, hablarle y jugar con él para fortalecer el vínculo emocional y el desarrollo cognitivo.

• Estimulación sensorial: Proporcionar juguetes o actividades apropiadas para la edad del bebé que estimulen sus sentidos, como juguetes con colores brillantes, música suave o texturas variadas.

Los cuidados para el bebé después del nacimiento son esenciales para su crecimiento y desarrollo saludable.

Mantener una rutina constante, estar atento a las necesidades del bebé y buscar orientación profesional cuando sea necesario son pasos importantes para garantizar su bienestar.

La salud postparto de la madre es crucial ya que implicalarecuperaciónfísica y emocional después del parto. Aquí se detalla una descripción detallada sobre los aspectos importantes de la salud postparto de la madre:

Recuperación física:

- Cicatrización y cuidado de la incisión (en caso de cesárea): Si se realizó una cesárea, es esencial seguir las instrucciones médicas para el cuidado de la incisión, mantenerla limpia y seca para prevenir infecciones.

- Control del sangrado: Después del parto, la madre puede experimentar loquios, que son hemorragias vaginales durante las primeras semanas. Esto es normal, pero es importante seguir las indicaciones médicas para controlar el sangrado.

- Reajuste del cuerpo: El cuerpo de la madre experimenta cambios significativos después del parto. Se puede esperar una disminución gradual del útero y el retorno a su tamaño normal en unas pocas semanas. La recuperación completa lleva tiempo y puede variar según cada mujer.

Salud mental y emocional:

• Baby blues y depresión posparto: Algunas mujeres pueden experimentar "baby blues" o una sensación de tristeza leve después del parto. Sin embargo, si estos sentimientos persisten o se intensifican, puede ser un signo de depresión posparto, que requiere atención médica y apoyo emocional.

• Apoyo emocional: Es fundamental contar con apoyo emocional de familiares, amigos o profesionales de la salud para manejar los cambios emocionales y la adaptación a la maternidad

Cuidado personal:

• Descanso y recuperación: La madre necesita descansar adecuadamente para recuperarse física y emocionalmente después del parto. Es importante evitar esfuerzos excesivos y permitirse tiempo para recuperarse completamente.

- Alimentación y nutrición: Mantener una dieta balanceada y saludable es esencial para proporcionarlos nutrientes necesarios para la recuperación y la producción de leche materna, en caso de amamantar.

Consultas médicas posnatales:

Visitas al médico: Es importante asistir a las consultas médicas posnatales para la madre, donde se realiza un seguimiento de la salud, se evalúa la recuperación y se abordan cualquier inquietud o complicación.

Ejercicio y actividad física:

Recuperación gradual: Después del parto, la madre puede comenzar con ejercicios suaves y de bajo impacto, siguiendo las indicaciones médicas, para fortalecer los músculos abdominales y mejorar la salud general.

La salud postparto de la madre es una
prioridad, ya que afecta directamente su
capacidad para cuidaral bebé y adaptarse
a la nueva dinámica familiar. Recibir
atención médica adecuada, mantener una
dieta equilibrada, descansar lo suficiente
y buscar apoyo emocional son pasos
fundamentales para una recuperación
exitosa después del parto.

La llegada de un bebé implica una

transformación significativa en la dinámica

familiar y puede generar una amplia gama

de emociones en todos los miembros de la

familia. Aquí se detalla una descripción
sobre los cambios en la dinámica

familiar y el ajuste emocional después del

nacimiento:

Cambios en la dinámica familiar:

- Reajuste de roles: Los padres experimentan un reajuste en sus roles y responsabilidades, adaptándose a las nuevas demandas de cuidado del bebé. Esto puede afectar la interacción y la comunicación entre los miembros dela familia.

- Atención y tiempo: El cuidado del bebé requiere tiempo y atención, lo que puede influir en la distribución del tiempo para las actividades familiares, el trabajo y el descanso

Ajuste emocional:

- Alegría y felicidad: La llegada del bebé suele estar acompañada de emociones positivas, como alegría, amor y gratitud por la nueva incorporación a la familia.

- Fatiga y estrés: Los cambios en la rutina y la falta de sueño pueden causar fatiga y estrés en los padres, lo que puede influir en su estado emocional.

- Adaptación a nuevos roles: El ajuste a los roles dc padres puede llevar tiempo y,esfuerzo,lo que puede generar preocupaciones, inseguridades y ansiedades.

Apoyo emocional:

• Comunicación abierta: Fomentar la comunicación abierta y el diálogo entre los miembros de la familia puede ayudar a expresar preocupaciones, compartir experiencias y fortalecer el apoyo mutuo.

• Apoyo externo: Recibir apoyo emocional de familiares, amigos cercanos o grupos de apoyo puede ser fundamental para afrontar los desafíos emocionales y adaptarse a los cambios.

Fortalecimiento del vínculo familiar:

- Tiempo de calidad: A pesar de los cambios, dedicar tiempo de calidad en familia, realizar actividades juntos y crear momentos especiales fortalece el vínculo entre todos los miembros de la familia.

- Comprensión y empatía: Entender las necesidades y preocupaciones de cada miembro de la familia fomenta la empatía y el apoyo mutuo durante este período de ajuste.

Adaptación a la nueva vida familiar:

- Flexibilidad y paciencia: Aceptar y adaptarse a los cambios progresivamente, mostrando flexibilidad y paciencia en la transición a la nueva vida familiar.

- Celebrar logros y superar desafíos: Reconocer y celebrar los logros y momentos especiales en el crecimiento del bebé, así como superar juntos los desafíos, fortalece el vínculo familiar.

La llegada de un bebé es un momento de gran alegría, pero también puede ser un período desafiante para la dinámica y el ajuste emocional de la familia. Mantener una comunicación abierta, buscar apoyo emocional y adaptarse juntos a los cambios contribuyen a un ajuste positivo y a la construcción de una base sólida para la nueva vida familiar.

La recuperación física y emocional
después del nacimiento es un proceso
crucial para las madres, ya que implica la
restauración de la salud física y el
bienestar emocional después del parto.
Aquí se detalla una descripción sobre la
recuperación física y emocional postparto:

Recuperación física:

- Cicatrización y cuidado del cuerpo: La madre experimenta cambios físicos significativos después del parto, como la recuperación de la zona perineal (en caso de parto vaginal) y la cicatrización de la incisión (en caso decesárea).

- Reajuste hormonal: Durante las primeras semanas, la madre puede experimentar fluctuaciones hormonales que pueden afectar su estado de ánimo y su cuerpo, incluyendo la producción de leche materna.

- Descanso y nutrición: Descansar adecuadamente y mantener una dieta equilibrada son fundamentales para la recuperación física. Consumir alimentos nutritivos y mantenerse hidratada favorece la producción de leche materna y la recuperación general.

Recuperación emocional:

- Cambios emocionales: Después del parto, las madres pueden experimentar una amplia gama de emociones, desde alegría y amor hasta tristeza, ansiedad o agotamiento, conocido como "baby blues". Estos cambios son comunes debido a las fluctuaciones hormonales y los desafíos de la maternidad.

- Depresión posparto: Algunas mujeres pueden experimentar una forma más grave de cambios emocionales conocida como depresión posparto. Esta condición requiere atención médica y apoyo emocional.

Autocuidado y apoyo:

• Apoyo emocional: Contar con el apoyo de familiares, amigos cercanos y profesionales de la salud es esencial para ayudar a la madre a sobrellevar los cambios emocionales y enfrentarlos desafíos de la maternidad.

• Tiempo para sí misma: Es fundamental que la madre encuentre tiempo para cuidarse a sí misma, ya sea tomando breves descansos, dedicando tiempo a actividades que disfrute o solicitando ayuda para cuidar al bebé para poder descansar

Consultas médicas y chequeos postparto:

• Visitas médicas posnatales: Asistir a las citas médicas regulares posparto es importante para monitorear la recuperación física, abordar cualquier preocupación o complicación, y recibir orientación sobre la salud en general.

• Apoyo psicológico: Buscar la ayuda de profesionales de la salud mental, como psicólogos o terapeutas, puede ser beneficioso si la madre experimenta desafíos emocionales significativos o persisten los síntomas de depresión posparto.

La recuperación física y emocional postparto es un proceso gradual que varía para cada mujer. Es esencial que la madre reciba apoyo, comprensión y atención adecuada durante este período para asegurar una recuperación exitosa y un ajuste saludable a la maternidad.

El apoyo y los recursos para los nuevos padres son fundamentales para facilitarla transición a la paternidad y la maternidad. Aquí se detalla una descripción detallada sobre el apoyo y los recursos disponibles para los nuevos padres:

Grupos de apoyo y comunidades:

- Grupos presenciales y en línea: Existen grupos presenciales y comunidades en línea donde los padres pueden conectarse con otros que están pasando por experiencias similares. Estos grupos ofrecen un espacio para compartir preocupaciones, recibir consejos y encontrar apoyo emocional.

- Grupos de juego: Unirse a grupos de juego local o actividades para padres y bebés es una excelente manera de conocer a otros padres y permitir que los bebés interactúen entre sí. Estos grupos pueden ser una fuente valiosa de apoyo y compañerismo.

La recuperación física y emocional postparto es un proceso gradual que varía para cada mujer. Es esencial que la madre reciba apoyo, comprensión y atención adecuada durante este período para asegurar una recuperación exitosa y un ajuste saludable a la maternidad.

Consultores de lactancia y profesionales de la salud:

- Consultores de lactancia: Los consultores de lactancia proporcionan orientación y apoyo especializado para las madres que enfrentan desafíos con la lactancia materna.

- Pediatras y médicos de familia: Los profesionales de la salud ofrecen orientación sobre la salud del bebé, responder preguntas de los padres y brindan apoyo en el desarrollo y crecimiento del niño..

Apoyo emocional y psicológico:

- Terapia y asesoramiento: Buscar la ayuda de terapeutas o consejeros puede ser beneficioso para los padres que enfrentan desafíos emocionales o psicológicos relacionados con la crianza de los hijos.

- Líneas telefónicas de ayuda: Hay líneas telefónicas de ayuda disponibles para padres que necesitan asistencia inmediata o desean hablar con alguien sobre sus preocupaciones o ansiedades

Educación y recursos en línea:

Recursos en internet: Existen numerosos sitios web, blogs y plataformas en línea que ofrecen información confiable y recursos educativos sobre la crianza de los hijos, el desarrollo infantil, la salud del bebé y consejos prácticos para los padres.

Clases y talleres:

• Clases prenatales y posnatales: Muchos centros de maternidad y hospitales ofrecen clases y talleres para padres sobre diversos temas, como preparación para el parto, cuidado del recién nacido, lactancia materna y manejo del estrés.

• Educación continua: Participar en cursos en línea o presenciales sobre crianza consciente, manejo del sueño del bebé, nutrición infantil y desarrollo infantil puede ser útil para los padres que desean ampliar su conocimiento y habilidades.

Contar con apoyo y acceso a recursos esenciales ayuda a los nuevos padres a navegar por los desafíos y a disfrutar de la experiencia de criar a sus hijos. Estar conectados con la comunidad, recibir orientación profesional y educarse continuamente son componentes clave para facilitar una transición más suave a la paternidad y la maternidad.

Conclusión

La experiencia del embarazo es

un viaje único y transformador

que deja una huella profunda

en la vida de una mujer. Aquí

se detalla una reflexión
detallada sobre esta
experiencia inolvidable:

Transformación física y emocional:

El embarazo es un proceso que trasciende lofísico. Más allá de los cambios evidentes en el cuerpo de la mujer, como el crecimiento del vientre y los síntomas físicos, el embarazo despierta un remolino deemociones. Desde la alegría abrumadora de descubrir que se está esperando un bebé hasta la ansiedad y preocupaciones sobre la salud del nlño y el propio bienestar, cada emoción forma parte de esta experiencia única.

Conexión con el bebé:

Durante los nueve meses de gestación, se establece una conexión especial y profunda con el bebé que crece en el vientre. A medida que se sienten sus movimientos y se escuchan sus latidos cardíacos en las ecografías, se forja un vínculo inquebrantable. Esta conexión emocional se fortalece con cada patada, con cada momento de calma y con la anticipación del próximo encuentro cara a cara.

Apreciación por el cuerpo y la fortaleza femenina:

El embarazo también brinda una nueva perspectiva sobre el cuerpo femenino y su asombrosa capacidad para dar vida. La fortaleza física y emocional necesaria para atravesar los desafíos del embarazo, el parto y la crianza es verdaderamente asombrosa. Se desarrolla un profundo respeto por el cuerpo y su capacidad para adaptarse y nutrir a otro ser humano.

Desafíos y superación:

Cada etapa del embarazo presenta desafíos propios, desde las molestias físicas hasta las incertidumbres emocionales. La experiencia es única para cada mujer y familia. Superar estos desafíos y encontrar la fortaleza interior para enfrentarlos se convierte en una lección invaluable que perdura más allá del parto.

Gratitud y amor incondicional:

El embarazo es una experiencia que cultiva la gratitud por la vida y el amor incondicional. Se siente una profunda gratitud por la oportunidad de traer una nueva vida al mundo y por el apoyo recibido de seres queridos, médicos y otros padres. El amor por el bebé crece cada día, incluso antes de conocerlo cara a cara.

Preparación para un nuevo capítulo:

El embarazo es solo el inicio de un viaje más amplio hacia la paternidad o maternidad. Sirve como un período de preparación, enseñando lecciones valiosas, brindando oportunidades para el crecimiento personal y preparando a los futuros padres para abrazar la responsabilidad y la alegría que trae consigo la crianza de un hijo.

la experiencia del embarazo es una amalgama de emociones, desafíos y aprendizajes. Es un período de crecimiento, gratitud y amor, que deja una huella imborrable y prepara el terreno para la inolvidable aventura de la paternidad y la maternidad.

Queridos lectores,

Con cada página explorada de este libro, están escribiendo los primeros capítulos de una travesía extraordinaria hacia la maternidad y la paternidad. A medida que se preparan para recibir a ese nuevo miembro en sus vidas, recuerden que están a punto de embarcarse en una de las aventuras más increíbles y enriquecedoras que la vida tiene para ofrecer.

Les deseamos lo mejor en este emocionante viaje que están a punto de emprender. Que cada momento esté lleno de asombro, amor incondicional y valiosos recuerdos. ¡Felicidades por esta maravillosa aventura que se avecina! Que les brinde la dicha y el crecimiento que transformará sus vidas para siempre.

Con cariño y gratitud,

Mendez